ÉTUDE

SUR

L'EMPLOI DE L'IODOFORME

DANS LES ACCOUCHEMENTS

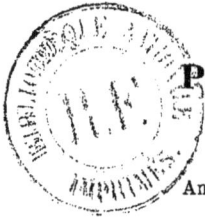

Par le Dr A. AMBLARD

Ancien Interne des Hôpitaux,
Ancien Préparateur à la Faculté de Montpellier.

MONTPELLIER

TYPOGRAPHIE ET LITHOGRAPHIE BOEHM ET FILS

ÉDITEURS DU MONTPELLIER MÉDICAL, DE LA REVUE DES SCIENCES NATURELLES.
IMPRIMEURS DE LA GAZETTE HEBDOMADAIRE DES SCIENCES MÉDICALES

1884.

A LA MÉMOIRE DE MON PÈRE

A MA MÈRE

A ma Tante Simon BAILLY

A mon Cousin Charles BAILLY

A mon Cousin le Dr Émile BAILLY

Professeur Agrégé à la Faculté de Paris.

A mes Cousins Georges et Émile CHAMBARD

A TOUS MES PARENTS

A. AMBLARD.

A Monsieur le Professeur COMBAL

A Monsieur le Professeur GRASSET

A Monsieur PORAK

Accoucheur de l'Hôpital Saint-Louis.

A Messieurs Hamelin, Gayraud et Léon Dumas

Professeurs Agrégés à la Faculté de Montpellier.

A MES AMIS

A MES COLLÈGUES D'INTERNAT

A. AMBLARD.

Le travail qui va suivre repose sur 61 observations recueillies dans le service d'accouchements de l'hôpital Saint-Louis, et que M. le Dr Porak a bien voulu mettre à ma disposition avec une bienveillance dont je suis sincèrement reconnaissant.

Jé prie aussi mon cousin, M. le Dr Emile Bailly, de croire à ma sincère reconnaissance pour le bon accueil et les bons conseils que j'ai trouvés auprès de lui.

Je remercie mes amis, MM. Delon, interne à Saint-Louis, et Lazzari, qui m'a donné un concours si dévoué dans la traduction des auteurs allemands.

Je prie enfin mon cher Maître, M. le professeur Grasset, de vouloir bien me permettre de lui exprimer ma profonde gratitude pour la bienveillante amitié qu'il m'a témoignée pendant les trois ans où j'ai été préparateur dans son laboratoire.

Ce travail est divisé en quatre parties :

1° Matière médicale.
2° Physiologie.
3° Thérapeutique obstétricale.
4° Conclusions.

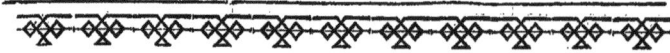

ÉTUDE

L'EMPLOI DE L'IODOFORME

DANS LES ACCOUCHEMENTS

MATIÈRE MÉDICALE.

La préparation la plus simple est évidemment la poudre d'io-doforme. Cette poudre, pulvérisée très finement, est appliquée sur les surfaces, soit directement s'il s'agit d'une partie superfi-cielle, comme le périnée ; soit à l'aide de procédés spéciaux s'il s'agit d'une partie située profondément, comme la cavité utérine. Dans ce dernier cas, on peut utiliser les procédés assez simples proposés par Weissenborg et par Rehfeldt.

Weissenborg emploie une seringue dont la canule est courbée à la manière d'une sonde et présente un calibre égal au calibre moyen d'une cathéter pour homme. Cette canule est pourvue à son extrémité libre de deux ouvertures latérales. La seringue contient 5 gram. de poudre d'iodoforme.

Rehfeldt se sert d'un tube de verre courbé qu'il remplit de poudre d'iodoforme ; une baleine terminée par un tampon forme le piston de l'appareil.

A l'hôpital de la Charité, M. Bar fait faire des cylindres de gaze que l'on saupoudre d'iodoforme et qu'on laisse ensuite à demeure dans le vagin.— Une complication de ce procédé, c'est la gaze iodoformée de Wœlfler. Pour la préparer, on fait dissoudre d'abord 60 gram. de colophane dans 1,200 gram. d'alcool à 90° ; on ajoute 50 gram. de glycérine ; on fait tremper ensuite dans la solution 60 mètres de gaze ; on retire la gaze, on la sèche à moitié et on la saupoudre alors d'iodoforme.

On a voulu empêcher le rejet rapide de l'iodoforme en l'incorporant à d'autres substances, fluides ou solides.

Parmi les substances fluides, on trouve le collodion iodoformé, la vaseline iodoformée, les pâtes formées avec de la glycérine, un mucilage et de la poudre d'iodoforme. Toutes préparations employées aux États-Unis, suivant le *New-York med. Record*.

Parmi les substances solides, on trouve les bougies de gélatine et d'iodoforme proposées par Frühwald. Ces bougies, de 6 centim. de longueur et 1 centim. de diamètre, contiennent 50 °/₀ d'iodoforme. Elles ont été employées par l'auteur dans le cas de vulvo-vaginite infantile, mais pourraient très bien convenir dans le cas de lochies fétides d'origine vaginale.

M. Porak emploie, dans son service de l'hôpital Saint-Louis, des suppositoires d'iodoforme contenant 5 gram. de poudre incorporée au beurre de cacao.

Enfin, je dois citer les drains iodoformés à 40-50 °/₀, imaginés par Leisrink dans un but chirurgical.

L'odeur désagréable de l'iodoforme a suscité des désodorants nombreux. Je dois dire d'abord qu'ayant eu entre les mains les suppositoires préparés dans le service de M. Porak simplement avec du beurre de cacao, j'ai pu constater que la fétidité spéciale de l'iodoforme avait à peu près complètement disparu.

A la Charité, M. Bar emploie l'iodoforme en poudre, sans essayer d'en atténuer l'odeur.

Quoi qu'il en soit, ainsi que je le disais plus haut, des désodorants nombreux ont été proposés.

Le camphre [1] en poudre, dans la proportion de trois à quatre parties pour une partie d'iodoforme, donne de bons résultats immédiats, mais peu durables.

L'hydrate de chloral présente une action plus persistante. — Cette action désodorante paraît due au chloroforme : quelques gouttes de chloroforme masquent en effet l'odeur d'une assez grande quantité d'iodoforme ; mais cet effet dure peu. — Proportion de chloral : $0^{gr},5$ pour 1 gram. d'iodoforme.

Les baumes du Pérou et de Tolu (deux parties pour une d'iodoforme) ont également une action temporaire.

La semence du *Coumarouna odorata*, ou fève tonka, pulvérisée avec l'iodoforme, produit des résultats plus certains. Moleschott a proposé de se servir de l'extrait de cette semence, ou cumarin.

Enfin, diverses essences, les essences de rose, de menthe, ont encore été employées. Je n'ai aucune expérience de l'essence de rose. Quant à l'essence de menthe, lesessais que j'en ai vu faire dans le service de M. le professeur Combal à l'hôpital Saint-Éloi, ne me paraissent guère encourageants : quelques gouttes d'essence suffisent bien pour neutraliser l'odeur d'une assez grande quantité d'iodoforme ; mais, à mesure que l'essence s'évapore, l'odeur du médicament reparaît.

Nous voyons, en résumé, qu'on ne peut guère compter sur les désodorants proposés ; la plupart n'ont qu'une action temporaire qui ne peut guère être utile qu'au moment de l'application du médicament. La fève tonka paraît seule faire exception. C'est donc plutôt à cette substance qu'il faudrait avoir recours.

[1] Je dois la plupart des renseignements qui suivent à l'obligeance de mon collègue M. Paul Duserm, interne en pharmacie.

PHYSIOLOGIE.

Dans l'étude physiologique de l'iodoforme, trois choses sont à considérer au point de vue spécial qui fait l'objet de ce travail :

1° L'action antiseptique de l'iodoforme ;

2° Son absorption et son élimination ;

3° Les phénomènes toxiques que peut provoquer son introduction dans l'organisme, dans un but thérapeutique.

Tels sont les trois paragraphes que je vais étudier successivement.

1° ACTION ANTISEPTIQUE. — Les recherches de Binz ont montré nettement l'action toxique de l'iodoforme sur les éléments normaux de l'organisme.

Après avoir disposé le mésentère d'une grenouille de manière à étudier la migration des leucocytes, Binz applique sur ce mésentère une solution d'iodoforme. — Il observe alors que, si la solution a été appliquée dès le début de l'expérience, la migration ne se fait pas ; si la solution a été appliquée pendant le cours de l'expérience, la migration ne se fait plus, elle est arrêtée définitivement. Mettant ensuite une goutte de sang dans la chambre humide et l'exposant à des vapeurs d'iodoforme, Binz constata que ces vapeurs paralysent les mouvements des cellules et les tuent.

Cet effet toxique de l'iodoforme s'observe également pour les organismes inférieurs.

Mikulicz a constaté que l'iodoforme en solution entrave la putréfaction, l'arrêtant d'une manière définitive ou la retardant seulement, suivant le liquide nourricier employé.

C'est à un résultat identique qu'est arrivé tout récemment Miquel. Il a constaté qu'étant donné un litre de bouillon de bœuf, il faut seulement $0^{gr},60$ d'iodoforme pour le stériliser d'une manière définitive ; et la lecture du tableau ci-joint montre que,

TABLEAU des principaux antiseptiques (d'après P. Miquel).

I. — *Substances éminemment antiseptiques* (dont il faut moins de 0^{gr},10 pou empêcher la putréfaction de 1 litre de bouillon de bœuf neutralisé).

Biiodure de mercure	0,025	Bichlorure de mercure	0,070
Iodure d'argent	0,030	Azotate d'argent	0,080
Eau oxygénée	0,050		

II. — *Substances très fortement antiseptiques* (dont il faut moins de 1 gr.).

Acide osmique	0,15	Brome	} 0,60
Acide chromique	0,20	Iodoforme	
Chlore		Bromoforme	} 0,70
Iode	} 0,25	Chlorure de cuivre	
Chlorure d'or		Chloroforme	0,80
Acide cyanhydrique		Sulfate de cuivre	0,90

III. — *Substances fortement antiseptiques* (dont il faut de 1 à 5 gr.).

Acide salicylique	} 1,00	Essence d'amandes amères	3,00
Acide benzoïque		Acide phénique	3,20
Bichromate de potasse	} 1,20	Permanganate de potasse	3,50
Cyanure de potassium		Azotate de plomb	3,60
Acide picrique	1,30	Alun	4,50
Chlorure d'aluminium	} 1,40	Tannin	4,80
Gaz ammoniac		Acide oxalique	} 3 à 5,00
Chlorure de zinc	1,90	Acide tartrique	
Acide thymique	} 2,00	Acide citrique	
Chlorure de plomb		Sulfhydrate de sodium	5,00
Acide sulfurique	} 2 à 3,00		
Acide azotique			
Acide chlorhydrique			

IV. — *Substances modérément antiseptiques.*

Bromhydrate de quinine	5,50	Hydrate de chloral	9,30
Acide arsénieux	6,00	Salicylate de soude	10,00
Acide borique	7,50	Sulfate de protoxyde de fer	11,00

V. — *Substances faiblement antiseptiques.*

Borate de soude	70,00	Hyposulfite de soude	275,00
Alcool ordinaire	95,00		

d'après ces expériences, l'iodoforme occupe un rang important dans la série des antiseptiques.

2° ABSORPTION, ÉLIMINATION.— Falkson, dans ses expériences sur les chiens et les lapins, a montré que l'iodoforme ingéré se retrouve sous forme d'iode dans les urines dès la première miction qui suit l'ingestion ; si l'absorption succède à une application cutanée, l'élimination commence plus tardivement: on ne retrouve l'iode dans les urines que quarante-huit heures plus tard.— La durée de l'élimination est longue : six mois après une ingestion, on a encore dans les urines les réactions de l'iode [1].—Un résultat intéressant des recherches de Falkson est le suivant : l'absorption est plus facile par les plaies granuleuses. Ce résultat n'est d'ailleurs pas admis par tous les auteurs.

Jusqu'ici, les observations faites sur l'absorption et l'élimination de l'iodoforme employé dans les accouchements, jusqu'ici, dis-je, ces observations sont peu nombreuses. Après avoir introduit 10 gram. de poudre dans le col utérin, Wasseige a trouvé l'iode dans les urines au bout de douze heures, et les lochies présentaient encore le septième jour l'odeur spéciale à ce médicament.— M. Porak a fait sur ce point quelques recherches, desquelles il résulte que l'élimination commence en effet très vite après l'absorption.

Mais ce qu'il serait important de savoir — et ce qui n'est pas connu encore,— c'est combien de temps dure cette élimination. On pourrait alors éviter les accidents parfois observés du fait de ce médicament, et qui paraissent dus presque tous à la répétition et à l'accumulation des doses. En tout cas, les seuls faits publiés, ceux de Falkson, doivent engager à la prudence et à la modération.

3° ACTION TOXIQUE.— J'étudierai succesivement les symptômes

[1] Un réactif très net est fourni par l'eau d'amidon et l'acide azotique contenant des vapeurs nitreuses.

observés dans l'empoisonnement par l'iodoforme, les causes de cet empoisonnement, enfin le traitement à lui opposer.

a. *Symptômes.* — Dans l'intoxication qui succède à l'application de l'iodoforme sur une plaie — la seule dont j'ai à m'occuper ici — les phénomènes gastro-intestinaux sont absolument exceptionnels. Parmi les auteurs nombreux qui ont étudié cette question, Weljaminow est le seul qui signale des accidents de cet ordre : «Dans quelques cas, dit-il, des vomissements très violents se produisirent».

Les phénomènes cérébraux, au contraire, dominent la scène jusqu'à constituer entièrement l'intoxication.

Beger en a cité deux observations, que je crois utile de transcrire, bien qu'elles appartiennent entièrement au domaine de la chirurgie, car elles représentent bien la physionomie ordinaire de cette intoxication.

Dans le premier cas, il s'agissait d'une malade de 46 ans, opérée par la colotomie lombaire pour un cancer du rectum. — Drainage, gaze iodoformée. — Jusqu'au huitième jour, bon résultat; la plaie guérissait par granulations sous beaucoup d'iodoforme. A partir du huitième jour, la malade devient inquiète, morose, refuse les aliments, se consume, et meurt subitement le dix-huitième jour après l'opération, avec tous les signes d'une manie aiguë.

Dans la seconde observation, on avait enlevé la mamelle gauche et plusieurs ganglions axillaires à une femme de 50 ans. — Drainage, iodoforme. — Au huitième jour, on enlève les drains ; on renouvelle chaque jour le pansement. A partir du cinquième jour, la malade est inquiète, réclame de l'opium ; elle est déprimée, elle se dit certaine de mourir ; au dixième jour, une manie aiguë se déclare, qui guérit par la suppression du pansement à l'iodoforme.

Chez presque tous les enfants pansés avec l'iodoforme, Neuber a vu de l'inappétence, de l'inquiétude, même de l'angoisse.

On a noté de l'accélération du pouls, de la fièvre pouvant aller à 40-41° (Weljaminow).

Enfin — fait intéressant pour le traitement, comme nous le verrons tout à l'heure — Bronstein a constaté chez un enfant une anurie absolue, qui disparut quand on enleva l'iodoforme.

Au surplus, tous les faits d'intoxication que je viens de citer appartiennent à des faits chirurgicaux ; de ce domaine sont aussi tous les faits que j'ai pu recueillir dans les auteurs. Dans ces faits, pas une fois l'iodoforme, employé dans la thérapeutique obstétri · cale, n'a déterminé d'accidents. Cela ne veut pas dire qu'on n'en ait jamais observé ; mais cela me semble prouver que ces faits, s'ils existent, doivent être exceptionnels. L'explication, du reste, en est aisée : si les pansements iodoformés ont amené souvent des accidents en chirurgie, cela tient à l'exagération des doses, portées dans quelques cas jusqu'à 300 gram. (Beger). Or, dans le pansement des plaies génitales consécutives à l'accouchement, on emploie peu d'iodoforme, et on le renouvelle rarement, d'où son innocuité.

Si j'ai insisté aussi longuement sur ces faits, qui peuvent paraître sortir de mon sujet, c'est qu'on s'est appuyé précisément sur des cas purement chirurgicaux pour combattre l'usage de l'iodoforme en obstétrique. Je crois avoir ainsi montré l'exagération de ces attaques. Il m'a semblé d'ailleurs utile d'indiquer à quels symptômes on reconnaîtrait l'intoxication, si elle venait à se produire.

b. *Causes.* — La cause principale de l'intoxication qui suit les pansements à l'iodoforme, c'est l'exagération des doses ; l'influence prédisposante qu'offre, suivant les auteurs, l'étendue des surfaces recouvertes, est simplement le corollaire de cette proposition. Il est d'ailleurs difficile de déterminer la dose toxique : Falkson a démontré que si elle est de $0^{gr},5$ par kilogr. chez le chien, elle s'abaisse à 8 gram. par kilogr. pour le lapin ; le même auteur pense que 10 à 15 gram. constituent la dose

limite pour l'homme adulte, et qu'on pourrait même aller à
30 gram. sans danger. Cependant, d'un côté, Seeligmuller a eu
des accidents à la dose de 6 gram., et, d'un autre côté, Beger a
donné jusqu'à 300 gram. sans résultat fâcheux.

C'est qu'ici intervient un autre facteur, la prédisposition, sur
lequel insistent la plupart des auteurs. Mais si on veut préciser
davantage, on se heurte à de nombreuses contradictions. Il
semble cependant acquis qu'il faut, comme le pense Weljaminow, être très prudent : 1° dans le pansement iodoformé des
tissus gras, les graisses dissolvant l'iodoforme ; 2° chez les gens
âgés, obèses, atteints de dégénérescence graisseuse des viscères,
de lésions cardiaques, d'affaiblissement général ; 3° chez les per-
sonnes nerveuses, molles, hystériques, hypochondriaques. —
Or, de ces causes prédisposantes, deux sont à considérer chez
les femmes récemment accouchées : les lésions cardiaques, le
nervosisme.

c. *Traitement.* — On a employé les stimulants alcooliques et
les diurétiques.

Les alcooliques ont été employées par Beger pour combattre
le collapsus, auquel aboutit l'empoisonnement par l'iodoforme.

Les diurétiques, et en particulier ceux qui, comme la digi-
tale, provoquent la diurèse en exagérant la pression sanguine,
sont utiles, parce que les quantités d'iode éliminées sont propor-
tionnelles aux quantités d'urine émises (Falkson). Au surplus,
les diurétiques pourraient, dans certains cas, avoir une indi-
cation plus directe encore : ainsi, dans le cas de Bronstein que
j'ai cité et où existait une anurie absolue.

THÉRAPEUTIQUE OBSTÉTRICALE.

Je considérerai séparément l'emploi de l'iodoforme dans les
lésions :

1° De la vulve et du périnée ;

2° Du vagin ;

3° De l'utérus ;

4° Des annexes de l'utérus.

1° *Lésions de la vulve et du périnée.* — Ces lésions ont rarement été l'objet d'un pansement à l'iodoforme. Le Dr Bailly m'a
communiqué un cas heureux, mais où les lavages phéniqués
avaient été employés concurremment avec l'iodoforme. M. le
Dr Bar a bien voulu me communiquer six autres cas, traités avec
un succès variable par l'application de poudre d'iodoforme. A la
Maternité de Prague, il est de règle que les petites fissures ou
les plaies contuses de la vulve soient couvertes avec de la poudre
d'iodoforme (Bar).

Cette abstention est d'ailleurs amplement justifiée. Deux cas
se présentent en effet : ou les lésions sont tout à fait superficielles, et le repos, avec ou sans lavages, suffit à les guérir ; ou
les lésions sont étendues, et alors on s'empressera d'appliquer,
soit des serres-fines, soit des sutures, sans attendre, à l'abri de
l'iodoforme, une cicatrisation lente ou impossible.

2° *Lésions du vagin.* — König a employé dans les plaies opé-
ratoires du vagin des drains iodoformés. Dans les plaies du vagin,
Mann prescrit d'abord des lavages phéniqués ; on assèche ensuite
avec de la ouate phéniquée et on applique enfin la poudre d'iodoforme.

Bayer, dans des faits nombreux de plaies vaginales consécutives à l'accouchement, a constaté l'inefficacité de l'iodoforme. Sur soixante et douze accouchements, il a eu trente-neuf plaies du vagin : dans sept cas, il y avait eu application de forceps ; dans une, perforation du crâne ; dans une autre, version. L'iodoforme a complètement échoué : la morbidité n'a pas été diminuée, puisqu'elle a atteint 51 p. °/₀ ; l'œdème vulvaire n'a pas été soulagé ; enfin la cicatrisation n'a pas été accélérée.

Notons encore qu'à la Maternité de Prague, on introduit quelquefois des bâtons iodoformés dans le vagin (Bar).

Dans les observations recueillies à l'hôpital Saint-Louis, et dont je transcris le résumé plus loin, on trouvera que, trois fois (Obs. xxiv, lii, lxi), un suppositoire iodoformé a été mis dans le vagin. — Cela indique que le col utérin, rétracté, n'a pas permis l'introduction du médicament dans la cavité de la matrice. On n'a pas observé, en effet, dans le service de M. Porak, de lésions du vagin nécessitant un pansement à l'iodoforme.

3° *Lésions de l'utérus.* — L'iodoforme a d'abord été appliqué dans les lésions utérines chirurgicales ; c'est ainsi que Christoforis introduisait de la poudre d'iodoforme dans l'utérus atteint de métrite fongueuse. — Dans un cas où une *endométrite putride* s'était déclarée au quatrième jour d'un accouchement normal, Rehfeldt, après avoir obtenu une amélioration temporaire par les lavages phéniqués, eut recours à l'iodoforme : après avoir fait un dernier lavage avec la solution à 2 p. °/₀, il introduisit dans l'utérus 5 gram. d'iodoforme à l'aide de l'appareil que j'ai décrit dans la *Matière médicale* ; les lochies redevinrent normales. — Cette pratique est d'un usage habituel à la Maternité de Liège. « Aussitôt après la délivrance — dit Wasseige (*in* Thèse de Bar), — nous faisons une injection intra-utérine phéniquée à 2 p. °/₀; immédiatement après cette injection, nous portons, dans le col de l'utérus, de l'iodoforme, et pendant toute la durée des suites de

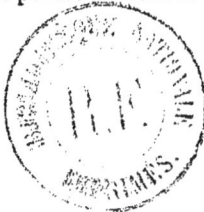

couches nous ne faisons absolument plus rien. Au début, nous
appliquions 8 à 10 gram. d'iodoforme sur le col et 4 gram. dans
la hauteur du vagin, à l'aide d'une petite cuillère et d'un spéculum. Peu à peu nous sommes arrivé à porter l'iodoforme
dans le col de l'utérus. Alors nous avons mis la quantité d'iodoforme dans l'utérus ; nous n'en mettons plus dans le vagin. Cette
quantité d'iodoforme a d'abord été de 20 gram.; nous avons
diminué insensiblement la dose, et aujourd'hui nous ne mettons
plus que 6 gram. de médicament. Les lochies de nos femmes
n'ont jamais été fétides ; elles ont dans tous les cas conservé
l'odeur de l'iodoforme à peu près jusqu'au septième jour. Nous
n'avons jamais eu de phénomènes d'intoxication, si ce n'est deux
ou trois fois un peu de somnolence, qui se dissipait après deux
ou trois jours. »

J'ai reproduit *in extenso* cette communication de Wasseige,
afin de montrer que, malgré la dose relativement considérable
(20^{gr}) d'iodoforme employée, aucun accident n'est survenu.

La pratique de M. le Dr Porak à l'hôpital Saint-Louis est la
suivante : Après l'accouchement, toutes les femmes reçoivent
des lavages vulvaires abondants, à l'aide d'un siphon amorcé à
un mètre au-dessus du lit de la femme et avec une solution phéniquée à 2 p. %, ou de sublimé à 1/2000. C'est là le seul traitement employé dans les cas simples.— Si les lochies deviennent
fétides, si en même temps la température s'élève, on s'assure
d'abord que l'hyperthermie et la fétidité des lochies ne tiennent
pas à une lésion des parties superficielles, vulve, périnée ou
vagin ; pour cela, on examine attentivement ces parties et on
recueille l'écoulement lochial à la sortie du col utérin, à l'aide
d'un pinceau trempé préalablement dans une solution phéniquée
à 1/20 et séché. — Le diagnostic nettement établi, on cesse
les lavages antiseptiques et on introduit, à l'aide du spéculum,
un suppositoire iodoformé à 5 gram. dans la cavité utérine,
où on le laisse à demeure. — Si, comme cela s'est produit

trois fois seulement sur soixante et un cas, le col utérin rétracté ne permet pas l'introduction du suppositoire, celui-ci est
laissé dans le vagin. — Dans quelques cas, on a observé le soir
même une légère réaction se traduisant par une élévation thermique modérée et une accélération du pouls. Généralement, dès
le second jour, la température revient à la normale et la fétidité des lochies disparaît; dans trois cas seulement (Obs. xi,
xxvi, xlvi), il a été nécessaire d'appliquer un second suppositoire; dans trois cas également, l'iodoforme a réussi là où les
injections intra-utérines au permanganate de potasse (Obs. xxvi,
xlvi) ou à l'acide borique (Obs. xxvii) avaient échoué. Enfin,
dans quatre faits seulement (Obs. xiii, xxi, xlix, liii), l'iodoforme a complètement échoué ; encore faut-il observer que dans
l'un de ces faits (Obs. xiii), on avait introduit une quantité d'iodoforme tout à fait minime, 50 centigr.

Enfin, il faut remarquer que, dans un bon nombre d'observations, on a donné à l'intérieur, concurremment avec les applications locales d'iodoforme, le sulfate de quinine, soit seul, à la
dose de $0^{gr},50$ à $1^{gr},50$ suivant l'élévation thermique, soit associé
à l'acide phénique, $0^{gr},10$ pour $0^{gr},50$ de sulfate de quinine en
pilules ; on pourrait donc attribuer à ces médicaments internes
le retour de la température à la normale.

Mais le nombre des faits où l'iodoforme a été donné seul est
assez considérable (23 sur 61) pour faire rejeter cette supposi-
tion.

Toutes ces observations présentent d'ailleurs une physionomie tellement semblable qu'il serait absolument inutile de vouloir
les reproduire toutes. Je me contente donc d'en donner une *in
extenso* ; on trouvera le résumé de tous les cas dans les tableaux
qui suivent.

Observation xliii. — B... Marie, âgée de 22 ans, primipare,
entre dans le service d'accouchements de l'hôpital Saint-Louis, le

11 février 1884 à midi. Elle a été réglée à l'âge de 16 ans, et toujours régulièrement. Sa grossesse est au neuvième mois. Lorsqu'elle entre à la Clinique, on constate que la dilatation est complète et que l'enfant se présente par le sommet. L'accouchement se termine spontanément le même jour à midi et demi ; le périnée, quoique soutenu, a été déchiré dans sa moitié antérieure. — La délivrance se fait naturellement. On applique trois serres-fines sur la déchirure périnéale.

11 février. T. soir, 37°.

12. T. matin, 37°. — Soir, 36°,8.

13. T. matin, 37°. — Soir, 38°.

14. T. matin, 36°,8. Les lochies sont fétides et on constate qu'elles le sont au sortir de l'utérus. — On introduit dans la matrice un suppositoire iodoformé. — T. soir, 37°,8.

15. T. matin, 37°. — Lochies normales.

22. Le périnée est repris ; il reste à la fourchette une petite excavation profonde de un demi-centimètre. —L'utérus, mobile, dépasse la symphyse de quatre centimètres. — Rien dans les annexes.

4° *Lésions des annexes de l'utérus.* — J'ai trouvé dans les auteurs que j'ai consultés un seul cas de lésions des annexes de ¡u térus traité par des applications d'iodoforme. Je reproduis donc à peu près intégralement ce fait, qui appartient à Schüking.

OBSERVATION. — La malade a accouché normalement six mois auparavant. Au toucher, on trouve dans le cul-de-sac vaginal postérieur une tumeur grosse comme une pomme, fluctuante, très sensible au toucher. La tumeur incisée, il s'écoule une grande quantité de pus. Après avoir lavé et gratté la cavité, Schüking fait faire des irrigations permanentes. Mais la négligence des parents de la malade oblige à abandonner ces irrigations. On introduit dans la cavité un crayon d'iodoforme à 2 gram. Fièvre

seulement les deux premiers soirs ; la plaie se ferme entièrement le quatorzième jour.

(*Voir les Tableaux* pag. 22-25.)

CONCLUSIONS.

Des expériences de Mikulicz et Miquel il résulte que l'iodoforme
est un bon antiseptique; les faits cliniques démontrent que c'est
un bon antiseptique obstétrical.

L'étude des intoxications par l'iodoforme apprend que, dans
tous les cas, ce sont de faits chirurgicaux qu'il s'agit, et où le
médicament a été donné à doses considérables. L'iodoforme,
aux doses employées en obstétrique, n'a donné lieu à aucun accident.

Son efficacité et son innocuité bien établies, reste à déterminer
son emploi. — Faut-il l'appliquer indistinctement à tous les cas,
suivant la pratique de Liège ?— Faut-il le réserver pour certains
cas particuliers ?

C'est à ce dernier avis que je me rangerai.

Je ne parle pas de la clientèle privée, où l'antisepsie est encore
rare, et pour une cause heureuse : l'absence d'infection.— Mais,
même dans les hôpitaux, où l'antisepsie est nécessaire, des lavages phéniqués me semblent bien suffisants dans la généralité des
cas.

S'agirait-il même d'une lésion des parties superficielles, ces
lavages suffiront encore.

Mais s'il s'agit d'une lésion de la cavité utérine, dans laquelle
les agents médicamenteux ne peuvent être portés que de loin et

3

RÉSUMÉ DES

Recueillies dans le service de

OBSERVATIONS

M. PORAK, à l'hôpital Saint-Louis.

N° d'ordre	AGE	GROSSESSES ANTÉRIEURES	AGE DE LA GROSSESSE	PRÉSENTATION	ACCOUCHEMENT	DÉLIVR.	ÉTAT DES ORGAN. GÉNIT. INTERNES	ÉTAT DES ORGAN. GÉNIT. EXTERNES	CAUSE DE TRAITEMENT	TRAITEMENT CONCOMITANTS	RÉSULTAT
1	36	Multipare.	9 mois.	o. i. g. a.	Naturel.	Naturelle.	—	Déchirure du périnée.	Loch. fétid.; hypertherm.	—	Succès.
2	18	Primipare.	A terme.	»	»	»	—	—	»	—	»
3	24	Multipare.	8 mois 1/2.	»	»	»	—	—	»	Quinine.	»
4	19	»	A terme.	»	»	»	—	Éros. vulvaire	»	—	»
5	19	Primipare.	8 mois.	o. i. d. p.	»	»	—	Déch. du vag.	»	—	»
6	23	»	A terme.	o. i. g. a.	Forceps.	»	—	Déch. du pér.	»	—	»
7	22	»	»	o. i. d. p.	Naturel.	»	—	»	»	Quinine.	»
8	21	»	»	o. i. g. a.	»	»	—	»	»	—	»
9	23	Multipare.	9 mois.	»	»	»	—	»	»	»	»
10	23	Primipare.	7 mois 1/2.	»	»	»	—	»	»	»	»
11	21	»	8 mois 1/2.	o. i. g. p.	»	»	—	Vest. éraillé.	»	(2 suppositoir. idioformés).	»
12	29	Multipare.	A terme.	o. i. g. a.	»	»	—	»	»	»	»
13	18	Primipare.	»	»	»	(Inertie.)	—	Éros. vulvaire	»	Supp. à 0gr,50	Insuccès.
14	30	Multipare.	»	»	»	»	—	—	»	—	Succès.
15	20	Secundipare.	»	—	»	»	—	»	»	»	»
16	25	Multipare.	8 mois 1/2.	o. i. g. a.	»	»	—	»	»	Quinine.	»
17	37	»	A terme.	»	Forceps.	»	—	»	»	»	»
18	17	Primipare.	»	o. i. g. p.	»	»	—	Déch. du pér.	»	»	»
19	20	Secundipare.	»	o. i. g. a.	Naturel.	Naturelle.	—	Érail.vulvaire	»	»	»
20	36	Multipare.	»	o. i. g. t.	»	»	—	»	»	Quin. et acide phénique.	»
21	22	»	»	o. i. g.	»	»	—	Déch. du pér.	»	»	Insuccès.
22	16	Primipare.	9 mois.	o. i. g. a.	Forceps.	»	—	»	»	»	Succès.
23	33	Secundipare.	A terme.	»	Naturel.	»	—	»	»	(Supp. vagin.)	»
24	37	Multipare.	»	o. i. g.	Forceps.	»	—	»	»	—	»
25	26	»	9 mois.	o. i. d.	Naturel.	»	Rét. part. des membr.	—	»	—	»
26	25	Primipare.	A terme.	o. i. g. a.	»	»	—	—	»	Inj. intra-utér. au permang. de potasse (2 supp. 1 avant, 1 après).	»
27	27	Multipare.	5 mois 1/2.	—	»	»	Rét. part. des membr.	—	»	Quin. — Inj. boriq. intra-utérine.	»

N° d'ordre	AGE	GROSSESSES ANTÉRIEUR	AGE DE LA GROSSESSE	PRÉSENTATION	ACCOUCHEMENT	DÉLIVR	ÉTAT DES ORGAN. GÉNIT. INTERNES	EXTERNES	CAUSE DE TRAITEMENT	TRAITEMENTS CONCOMITANTS	RÉSULTAT
28	30	»	A terme.	o. i. d. p.	»	»	—	—	»	Quinine	Succès.
29	24	Secundipare.	6 mois.	o. i. g. a.	»	»	—	—	»	—	»
30	23	Primipare.	A terme?	»	»	»	—	Déch. du pér.	»	—	»
31	30	Multipare.	»	sommet.	»	»	—	Éros. vulvaire	»	Quinine.	»
32	25	»	6 mois.	s. i. g. a.	Forceps.	»	—	—	»	—	»
33	22	Secundipare.	A terme.	o. i. g. a.	Naturel.	Artificlelle Naturelle.	—	—	»	Quinine.	»
34	26	Multipare.	»	o. i. g. t.	»	»	—	Déch. du pér.	»	—	—
35	24	Primipare.	»	s. i. d. p.	Forceps.	»	—	—	»	»	Succès.
36	46	Multipare.	»	o. i. g. a.	Naturel.	»	—	Éros. vulvaire	»	»	»
37	24	Primipare.	»	o. i. d. p.	»	»	—	—	»	»	»
38	33	»	»	o. i. d. t.	Forceps.	»	—	Déch. du pér.	»	Quin. et acide phénique.	»
39	20	»	»	o. i. g. a.	Naturel.	Hémorrh. Naturelle.	—	Éros. vulvaire	»	Quinine.	»
40	25	Multipare.	»	sommet.	»	»	—	»	»	»	»
41	21	Primipare.	7 mois?	sommet.	»	»	—	—	»	Quinine.	»
42	18	»	A terme.	o. i. g. a.	»	»	—	Déch. du pér	»	»	»
43	22	»	9 mois.	sommet.	»	»	—	—	»	Quinine.	»
44	18	»	»	o. i. g. a.	»	»	—	—	»	Quin. et acide phénique.	»
45	18	»	8 mois.	a. i. d.	»	»	—	—	»	»	»
46	27	Multipare.	A terme.	o. i. d. p.	»	»	—	Déch. vulvaire	»	Quin. Inj. int. utér. au perm. (2 suppos.)	»
47	18	Primipare.	»	o. i. g. a.	»	»	—	»	»	»	»
48	19	Multipare.	4 mois?	siége.	»	»	—	—	»	—	Insuccès.
49	39	»	A terme.	o. i. g. a.	»	»	—	Déch. du pré.	»	—	Succès.
50	18	Primipare.	7 mois.	»	»	»	—	»	»	Supposit. vag.	»
51	30	»	A terme.	»	»	»	—	—	»	—	»
52	22	»	»	»	»	»	—	—	»	Quin. (1 supp. vaginal et 1 supp. utérin	»
53	26	Multipare.	»	»	»	»	—	—	»	Quinine.	Insuccès.
54	22	Secundipare.	5 mois.	siège.	»	»	—	—	»	—	Succès.
55	27	Primipare.	A terme (gemellaire)	1° o. i. g. a. 2° o. i. d. p.	1° Forceps, 2° Naturel. Naturel.	»	—	—	»	Quinine.	»
56	35	Secundipare.	9 mois.	o. i. g. p.	»	»	—	Déch. du pér.	»	Quinine.	»
57	20	Primipare.	9 mois.	o. i. g. a.	»	»	—	Déch. vulvoire	»	»	»
58	21	»	6 mois.	o. i. d. p.	»	Par expr. Naturelle.	—	—	»	»	»
59	28	»	A terme.	sommet.	»	»	—	—	»	»	»
60	26	Multipare.	9 mois.	o. i. g. a.	Forceps.	»	—	Déch. vulvaire	»	(Supp. vagin. et utérin).	»
61	20	Primipare.	»	sommet.	Naturel.	»	—	—	»	»	»

sans qu'on puisse mesurer exactement leur action, je crois l'iodoforme absolument et presque exclusivement indiqué.

Que reste-t-il en effet, dans ces cas, si on néglige l'iodoforme ?
— Les injections intra-utérines.

Or, si on ne peut nier les bons effets, dans ces cas, des lavages
désinfectants portés jusque dans la cavité de l'utérus, il n'en est
pas moins vrai que, pour beaucoup d'accoucheurs encore, ce
moyen n'est pas sans danger, et, sans vouloir entrer dans une dis-
cussion que mon sujet ne comporte pas, je dirai que Tarnier,
Bailly et Guéniot les rejettent absolument.

Cette condamnation doit inspirer au moins de la réserve.

En est-il de même du pansement à l'iodoforme ?

J'ai montré que ce pansement n'avait jamais produit de phénomènes d'intoxication; j'ai montré qu'il avait constamment
réussi comme prophylactique chez les accouchées de Wasseige,
qu'il avait réussi comme curatif 58 fois sur 61 observations
chez les accouchées de Porak; j'ai montré enfin que chez ces
dernières il avait réussi dans trois cas où les infections intra-
utérines elles-mêmes avaient échoué. — Je crois inutile d'insis-
ter, et je résumerai ainsi qu'il suit les conclusions qui me paraissent découler de ce travail :

1° L'iodoforme est un bon antiseptique obstétrical.

2° Son introduction dans la cavité utérine, à dose modérée
(5 à 10 gram.), ne donne lieu à aucun accident, local ou général.

3° Il est indiqué dans les cas de lochies fétides provenant de
l'utérus, cas dans lesquels il peut remplacer les injections intra-
utérines sans en présenter les dangers.

BIBLIOGRAPHIE.

BAR. — Thèse d'agrégation, 1883.

BAYER. — Centralblatt für Gynäcologie, 1882.

BEGER. — Deutsch Zeitschrift für Chir., 1881.

BINZ. — Virchows Arch., Bd. LXXXIX.

BRONSTEIN. — Saint-Petersburg med. Wochenschrift, 1882.

CHRISTOFORIS. — Centralbatt f. Gyn., 1879.

FALKSON. — Langenbecks Arch , Band XXVIII, 1.

FRUHWALLD. — Wiener med. Wissenchaft., 1883.

KÖNIG. — Centralblatt für Chir., 1881, 48.

LEISRINK. — Centralbl. für Chir., 1882.

MAILLARD. — Thèse de Paris, 1868.

MANN. — Centralblatt f. Gyn., 1882.

MIKULICZ. — Langenbecks Arch., Band XXVII, I.

MIQUEL. — Thèse de Paris, 1883. — Annuaire de l'Observatoire de Montsouris, 1884.

NEUBER. — Deutsch Zeitsch. f. Chir., 1881.

New-York med. Record, 1882, 8.

REHFELDT. — Berliner klin. Woch., 1882, 19.

RUMMO. — Comptes rendus Acad. Sciences, 1884.

H.-B. SANDS. — New. York med. Record, 1882, 12.

SCHIEFFMANN. — Allg. Wiener med. Zeit., 1882.

SCHUKING. — Centralbl. für Gyn., 1883, 13.

SEELIGMULLER. — Berlin. klin. Woch., 1882, 19.

WASSEIGE. — In Bar, Thèse d'agrégation.

WEISSENBORG. — Berliner klin. Woch., 1882, 11.

WELJAMINOW. — Saint-Petersb. med. Wissench., 1882, 29.

WOELFER. — Centralb. f. Chir., 1881, 48.

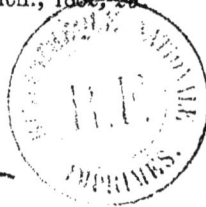

www.ingramcontent.com/pod-product-compliance
Lightning Source LLC
Chambersburg PA
CBHW060537200326

41520CB00017B/5273